Imię dziecka

Numer i adres

Numer w nagłych wypadkach

Data:

Karmić:

Czas	Żywność	Ilość

Zajęcia:

Pieluchy:

Czas

Robić siku — Kupa

Notatki

Spać:

Czas całkowity	Od	Do

Lista zakupów:

Data:

Karmić:

Czas	Żywność	Ilość

Zajęcia:

Pieluchy:

Czas

Robić siku | Kupa

Notatki

Spać:

Czas całkowity	Od	Do

Lista zakupów:

Data:

Karmić:

Czas	Żywność	Ilość

Spać:

Czas całkowity	Od	Do

Zajęcia:

Pieluchy:

Czas

Robić siku — Kupa

Notatki

Lista zakupów:

Data:

Karmić:

Czas	Żywność	Ilość

Zajęcia:

Pieluchy:

Czas

Robić siku — Kupa

Notatki

Spać:

Czas całkowity	Od	Do

Lista zakupów:

Data:

Karmić:

Czas	Żywność	Ilość

Zajęcia:

Pieluchy:

Czas

Robić siku   Kupa

Notatki

Spać:

Czas całkowity	Od	Do

Lista zakupów:

Data:

Karmić:

Czas	Żywność	Ilość

Zajęcia:

Pieluchy:

Czas

Robić siku — Kupa

Notatki

Spać:

Czas całkowity	Od	Do

Lista zakupów:

Data:

Karmić:

Czas	Żywność	Ilość

Zajęcia:

Pieluchy:

Czas

Robić siku | Kupa

Notatki

Spać:

Czas całkowity	Od	Do

Lista zakupów:

Data:

Karmić:

Czas	Żywność	Ilość

Zajęcia:

Pieluchy:

Czas

Robić siku Kupa

Notatki

Spać:

Czas całkowity	Od	Do

Lista zakupów:

Data:

Karmić:

Czas	Żywność	Ilość

Zajęcia:

Pieluchy:

Czas

Robić siku | Kupa

Notatki

Spać:

Czas całkowity	Od	Do

Lista zakupów:

Data:

Karmić:

Czas	Żywność	Ilość

Zajęcia:

Pieluchy:

Czas

Robić siku — Kupa

Notatki

Spać:

Czas całkowity	Od	Do

Lista zakupów:

Data:

Karmić:

Czas	Żywność	Ilość

Zajęcia:

Pieluchy:

Czas

Robić siku | Kupa

Notatki

Spać:

Czas całkowity	Od	Do

Lista zakupów:

Data:

Karmić:

Czas	Żywność	Ilość

Zajęcia:

Pieluchy:

Czas

Robić siku / Kupa

Notatki

Spać:	Czas całkowity	Od	Do

Lista zakupów:

Data:

Karmić:

Czas	Żywność	Ilość

Zajęcia:

Pieluchy:

Czas

Robić siku   Kupa

Notatki

Spać:

Czas całkowity	Od	Do

Lista zakupów:

Data:

Karmić:

Czas	Żywność	Ilość

Zajęcia:

Pieluchy:

Czas

Robić siku | Kupa

Notatki

Spać:

Czas całkowity	Od	Do

Lista zakupów:

Data:

Karmić:

Czas	Żywność	Ilość

Zajęcia:

Pieluchy:

Czas

Robić siku	Kupa

Notatki

Spać:

Czas całkowity	Od	Do

Lista zakupów:

Data:

Karmić:

Czas	Żywność	Ilość

Zajęcia:

Pieluchy:

Czas

Robić Kupa
siku

Notatki

Spać:

Czas całkowity	Od	Do

Lista zakupów:

Data:

Karmić:

Czas	Żywność	Ilość

Zajęcia:

Pieluchy:

Czas

Robić siku Kupa

Notatki

Spać:

Czas całkowity	Od	Do

Lista zakupów:

Karmić:

Czas	Żywność	Ilość

Pieluchy:

Czas

Robić siku Kupa

Notatki

Spać:

Czas całkowity	Od	Do

Lista zakupów:

Data:

Karmić:

Czas	Żywność	Ilość

Zajęcia:

Pieluchy:

Czas

Robić siku | Kupa

Notatki

Spać:

Czas całkowity	Od	Do

Lista zakupów:

Data:

Karmić:

Czas	Żywność	Ilość

Zajęcia:

Pieluchy:

Czas

Robić siku — Kupa

Notatki

Spać:

Czas całkowity	Od	Do

Lista zakupów:

Data:

Karmić:

Czas	Żywność	Ilość

Zajęcia:

Pieluchy:

Czas

Robić siku / Kupa

Notatki

Spać:

Czas całkowity	Od	Do

Lista zakupów:

Data:

Karmić:

Czas	Żywność	Ilość

Zajęcia:

Pieluchy:

Czas

Robić siku Kupa

Notatki

Spać:

Czas całkowity	Od	Do

Lista zakupów:

Data:

Karmić:

Czas	Żywność	Ilość

Spać:

Czas całkowity	Od	Do

Zajęcia:

Pieluchy:

Czas

Robić siku | Kupa

Notatki

Lista zakupów:

Data:

Karmić:

Czas	Żywność	Ilość

Zajęcia:

Pieluchy:

Czas

Robić siku — Kupa

Notatki

Spać:

Czas całkowity	Od	Do

Lista zakupów:

Data:

Karmić:

Czas	Żywność	Ilość

Zajęcia:

Pieluchy:

Czas

Robić siku | Kupa

Notatki

Spać:

Czas całkowity	Od	Do

Lista zakupów:

Data:

Karmić:

Czas	Żywność	Ilość

Zajęcia:

Pieluchy:

Czas

Robić siku Kupa

Notatki

Spać:

Czas całkowity	Od	Do

Lista zakupów:

Data:

Karmić:

Czas	Żywność	Ilość

Zajęcia:

Pieluchy:

Czas

Robić siku — Kupa

Notatki

Spać:	Czas całkowity	Od	Do

Lista zakupów:

Data:

Karmić:

Czas	Żywność	Ilość

Spać:

Czas całkowity	Od	Do

Zajęcia:

Pieluchy:

Czas

Robić siku   Kupa

Notatki

Lista zakupów:

Data:

Karmić:

Czas	Żywność	Ilość

Zajęcia:

Pieluchy:

Czas

Robić siku | Kupa

Notatki

Spać:

Czas całkowity	Od	Do

Lista zakupów:

Data:

Karmić:

Czas	Żywność	Ilość

Zajęcia:

Pieluchy:

Czas

Robić siku — Kupa

Notatki

Spać:

Czas całkowity	Od	Do

Lista zakupów:

Data:

Karmić:

Czas	Żywność	Ilość

Zajęcia:

Pieluchy:

Czas

Robić siku — Kupa

Notatki

Spać:

Czas całkowity	Od	Do

Lista zakupów:

Data:

Karmić:

Czas	Żywność	Ilość

Zajęcia:

Pieluchy:

Czas

Robić siku | Kupa

Notatki

Spać:

Czas całkowity	Od	Do

Lista zakupów:

Data:

Karmić:

Czas	Żywność	Ilość

Zajęcia:

Pieluchy:

Czas

Robić siku — Kupa

Notatki

Spać:

Czas całkowity	Od	Do

Lista zakupów:

Data:

Karmić:

Czas	Żywność	Ilość

Spać:

Czas całkowity	Od	Do

Zajęcia:

Pieluchy:

Czas

Robić siku — Kupa

Notatki

Lista zakupów:

Data:

Karmić:

Czas	Żywność	Ilość

Zajęcia:

Pieluchy:

Czas

Robić siku | Kupa

Notatki

Spać:

Czas całkowity	Od	Do

Lista zakupów:

Data:

Karmić:

Czas	Żywność	Ilość

Zajęcia:

Pieluchy:

Czas

Robić siku | Kupa

Notatki

Spać:

Czas całkowity	Od	Do

Lista zakupów:

Data:

Karmić:

Czas	Żywność	Ilość

Spać:

Czas całkowity	Od	Do

Zajęcia:

Pieluchy:

Czas

Robić siku — Kupa

Notatki

Lista zakupów:

Data:

Karmić:

Czas	Żywność	Ilość

Zajęcia:

Pieluchy:

Czas

Robić siku Kupa

Notatki

Spać:

Czas całkowity	Od	Do

Lista zakupów:

Data:

Karmić:

Czas	Żywność	Ilość

Zajęcia:

Pieluchy:

Czas

Robić siku / Kupa

Notatki

Spać:

Czas całkowity	Od	Do

Lista zakupów:

Data:

Karmić:

Czas	Żywność	Ilość

Zajęcia:

Pieluchy:

Czas

Robić siku | Kupa

Notatki

Spać:	Czas całkowity	Od	Do

Lista zakupów:

Data:

Karmić:

Czas	Żywność	Ilość

Zajęcia:

Pieluchy:

Czas

Robić siku | Kupa

Notatki

Spać:

Czas całkowity	Od	Do

Lista zakupów:

Data:

Karmić:

Czas	Żywność	Ilość

Zajęcia:

Pieluchy:

Czas

Robić siku — Kupa

Notatki

Spać:

Czas całkowity	Od	Do

Lista zakupów:

Data:

Karmić:

Czas	Żywność	Ilość

Zajęcia:

Pieluchy:

Czas

Robić siku / Kupa

Notatki

Spać:

Czas całkowity	Od	Do

Lista zakupów:

Data:

Karmić:

Czas	Żywność	Ilość

Zajęcia:

Pieluchy:

Czas

Robić siku — Kupa

Notatki

Spać:

Czas całkowity	Od	Do

Lista zakupów:

Data:

Karmić:

Czas	Żywność	Ilość

Zajęcia:

Pieluchy:

Czas

Robić siku   Kupa

Notatki

Spać:

Czas całkowity	Od	Do

Lista zakupów:

Data:

Karmić:

Czas	Żywność	Ilość

Zajęcia:

Pieluchy:

Czas

Robić siku   Kupa

Notatki

____
____
____
____

Spać:	Czas całkowity	Od	Do

____
____
____
____
____
____

Lista zakupów:

Data:

Karmić:

Czas	Żywność	Ilość

Zajęcia:

Pieluchy:

Czas

Robić siku / Kupa

Notatki

Spać:

Czas całkowity	Od	Do

Lista zakupów:

Data:

Karmić:

Czas	Żywność	Ilość

Zajęcia:

Pieluchy:

Czas

Robić siku / Kupa

Notatki

Spać:

Czas całkowity	Od	Do

Lista zakupów:

Data:

Karmić:

Czas	Żywność	Ilość

Zajęcia:

Pieluchy:

Czas

Robić siku — Kupa

Notatki

Spać:

Czas całkowity	Od	Do

Lista zakupów:

Data:

Karmić:

Czas	Żywność	Ilość

Spać:

Czas całkowity	Od	Do

Zajęcia:

Pieluchy:

Czas

Robić siku — Kupa

Notatki

Lista zakupów:

Data:

Karmić:

Czas	Żywność	Ilość

Zajęcia:

Pieluchy:

Czas

Robić siku   Kupa

Notatki

Spać:

Czas całkowity	Od	Do

Lista zakupów:

Data:

Karmić:

Czas	Żywność	Ilość

Spać:

Czas całkowity	Od	Do

Zajęcia:

Pieluchy:

Czas

Robić siku | Kupa

Notatki

Lista zakupów:

Data:

Karmić:

Czas	Żywność	Ilość

Zajęcia:

Pieluchy:

Czas

Robić siku | Kupa

Notatki

Spać:

Czas całkowity	Od	Do

Lista zakupów:

Data:

Karmić:

Czas	Żywność	Ilość

Zajęcia:

Pieluchy:

Czas

Robić siku | Kupa

Notatki

Spać:

Czas całkowity	Od	Do

Lista zakupów:

Data:

Karmić:

Czas	Żywność	Ilość

Zajęcia:

Pieluchy:

Czas

Czas | Robić siku | Kupa

Notatki

Spać:

Czas całkowity	Od	Do

Lista zakupów:

Data:

Karmić:

Czas	Żywność	Ilość

Spać:

Czas całkowity	Od	Do

Zajęcia:

Pieluchy:

Czas

Robić siku | Kupa

Notatki

Lista zakupów:

Data:

Karmić:

Czas	Żywność	Ilość

Zajęcia:

Pieluchy:

Czas

Robić siku | Kupa

Notatki

Spać:

Czas całkowity	Od	Do

Lista zakupów:

Data:

Karmić:

Czas	Żywność	Ilość

Spać:

Czas całkowity	Od	Do

Zajęcia:

Pieluchy:

Czas

Robić siku — Kupa

Notatki

Lista zakupów:

Data:

Karmić:

Czas	Żywność	Ilość

Zajęcia:

Pieluchy:

Czas

Robić siku   Kupa

Notatki

Spać:

Czas całkowity	Od	Do

Lista zakupów:

Data:

Karmić:

Czas	Żywność	Ilość

Zajęcia:

Pieluchy:

Czas

Robić siku | Kupa

Notatki

Spać:

Czas całkowity	Od	Do

Lista zakupów:

Data:

Karmić:

Czas	Żywność	Ilość

Zajęcia:

Pieluchy:

Czas

Robić siku   Kupa

Notatki

Spać:

Czas całkowity	Od	Do

Lista zakupów:

Data:

Karmić:

Czas	Żywność	Ilość

Zajęcia:

Pieluchy:

Czas

Robić siku / Kupa

Notatki

Spać:

Czas całkowity	Od	Do

Lista zakupów:

Data:

Karmić:

Czas	Żywność	Ilość

Spać:

Czas całkowity	Od	Do

Zajęcia:

Pieluchy:

Czas

Robić siku Kupa

Notatki

Lista zakupów:

Data:

Karmić:

Czas	Żywność	Ilość

Zajęcia:

Pieluchy:

Czas

Robić siku | Kupa

Notatki

Spać:

Czas całkowity	Od	Do

Lista zakupów:

Data:

Karmić:

Czas	Żywność	Ilość

Zajęcia:

Pieluchy:

Czas

Robić siku | Kupa

Notatki

Spać:

Czas całkowity	Od	Do

Lista zakupów:

Data:

Karmić:

Czas	Żywność	Ilość

Zajęcia:

Pieluchy:

Czas

Robić siku   Kupa

Notatki

Spać:

Czas całkowity	Od	Do

Lista zakupów:

Data:

Karmić:

Czas	Żywność	Ilość

Zajęcia:

Pieluchy:

Czas

Robić siku — Kupa

Notatki

____
____
____
____
____
____
____

Spać:

Czas całkowity	Od	Do

Lista zakupów:

Data:

Karmić:

Czas	Żywność	Ilość

Spać:

Czas całkowity	Od	Do

Zajęcia:

Pieluchy:

Czas

Robić siku   Kupa

Notatki

Lista zakupów:

Data:

Karmić:

Czas	Żywność	Ilość

Zajęcia:

Pieluchy:

Czas

Robić siku — Kupa

Notatki

Spać:

Czas całkowity	Od	Do

Lista zakupów:

Data:

Karmić:

Czas	Żywność	Ilość

Zajęcia:

Pieluchy:

Czas

Robić siku / Kupa

Notatki

Spać:

Czas całkowity	Od	Do

Lista zakupów:

Data:

Karmić:

Czas	Żywność	Ilość

Zajęcia:

Pieluchy:

Czas

Robić siku — Kupa

Notatki

Spać:

Czas całkowity	Od	Do

Lista zakupów:

Data:

Karmić:

Czas	Żywność	Ilość

Spać:

	Czas całkowity	Od	Do

Zajęcia:

Pieluchy:

Czas

Robić siku — Kupa

Notatki

Lista zakupów:

Data:

Karmić:

Czas	Żywność	Ilość

Zajęcia:

Pieluchy:

Czas

Robić siku | Kupa

Notatki

Spać:

Czas całkowity	Od	Do

Lista zakupów:

Data:

Karmić:

Czas	Żywność	Ilość

Zajęcia:

Pieluchy:

Czas

Robić siku   Kupa

Notatki

Spać:

Czas całkowity	Od	Do

Lista zakupów:

Data:

Karmić:

Czas	Żywność	Ilość

Zajęcia:

Pieluchy:

Czas

Robić siku | Kupa

Notatki

Spać:

Czas całkowity	Od	Do

Lista zakupów:

Data:

Karmić:

Czas	Żywność	Ilość

Zajęcia:

Pieluchy:

Czas

Robić Kupa
siku

Notatki

Spać:

Czas całkowity	Od	Do

Lista zakupów:

Data:

Karmić:

Czas	Żywność	Ilość

Zajęcia:

Pieluchy:

Czas

Robić siku | Kupa

Notatki

Spać:

Czas całkowity	Od	Do

Lista zakupów:

Data:

Karmić:

Czas	Żywność	Ilość

Zajęcia:

Pieluchy:

Czas

Robić siku | Kupa

Notatki

Spać:

Czas całkowity	Od	Do

Lista zakupów:

Data:

Karmić:

Czas	Żywność	Ilość

Zajęcia:

Pieluchy:

Czas

Robić siku | Kupa

Notatki

Spać:

Czas całkowity	Od	Do

Lista zakupów:

Data:

Karmić:

Czas	Żywność	Ilość

Zajęcia:

Pieluchy:

Czas

Robić siku / Kupa

Notatki

Spać:

Czas całkowity	Od	Do

Lista zakupów:

Data:

Karmić:

Czas	Żywność	Ilość

Zajęcia:

Pieluchy:

Czas

Robić siku — Kupa

Notatki

Spać:

Czas całkowity	Od	Do

Lista zakupów:

Data:

Karmić:

Czas	Żywność	Ilość

Zajęcia:

Pieluchy:

Czas

Robić siku — Kupa

Notatki

Spać:

Czas całkowity	Od	Do

Lista zakupów:

Data:

Karmić:

Czas	Żywność	Ilość

Spać:

Czas całkowity	Od	Do

Zajęcia:

Pieluchy:

Czas

	Robić siku	Kupa

Notatki

Lista zakupów:

Data:

Karmić:

Czas	Żywność	Ilość

Zajęcia:

Pieluchy:

Czas

Robić siku — Kupa

Notatki

Spać:

Czas całkowity	Od	Do

Lista zakupów:

Data:

Karmić:

Czas	Żywność	Ilość

Spać:

Czas całkowity	Od	Do

Lista zakupów:

Zajęcia:

Pieluchy:

Czas

Robić siku | Kupa

Notatki

Data:

Karmić:

Czas	Żywność	Ilość

Zajęcia:

Pieluchy:

Czas

Robić siku — Kupa

Notatki

Spać:	Czas całkowity	Od	Do

Lista zakupów:

Data:

Karmić:

Czas	Żywność	Ilość

Zajęcia:

Pieluchy:

Czas

Robić siku | Kupa

Notatki

Spać:

Czas całkowity	Od	Do

Lista zakupów:

Data:

Karmić:

Czas	Żywność	Ilość

Zajęcia:

Pieluchy:

Czas

Robić siku | Kupa

Notatki

Spać:

Czas całkowity	Od	Do

Lista zakupów:

Data:

Karmić:

Czas	Żywność	Ilość

Zajęcia:

Pieluchy:

Czas

Robić siku | Kupa

Notatki

Spać:

Czas całkowity	Od	Do

Lista zakupów:

Data:

Karmić:

Czas	Żywność	Ilość

Zajęcia:

Pieluchy:

Czas

Robić siku | Kupa

Notatki

Spać:

Czas całkowity	Od	Do

Lista zakupów:

Data:

Karmić:

Czas	Żywność	Ilość

Zajęcia:

Pieluchy:

Czas

Robić siku Kupa

Notatki

Spać:

Czas całkowity	Od	Do

Lista zakupów:

www.ingramcontent.com/pod-product-compliance
Lightning Source LLC
LaVergne TN
LVHW060600200726
843509LV00003B/172